AF219463

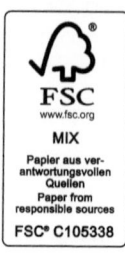

Impressum
Herausgeber Michael Thomsen
www.michael-thomsen.jimdo.com
Herstellung und Verlag: BoD – Books on
Demand, Norderstedt
ISBN: 9783756800063
© 2022

Tom Kitwood –

oder die Bedeutung des person-zentrierten Ansatzes für die Pflegekultur

Inhalt

Vorwort

Im Jahr 2009 schrieb ich im Rahmen meiner Heimleiterausbildung eine Hausarbeit auf Anregung meiner Ausbilderin Katarina Planer. Die ist in den nachfolgenden Textzeilen zu lesen. Ich kann mich heute nur bedanken für diesen Wink von Frau Planer, denn er hatte meine Sicht auf das Problemfeld neu ausgerichtet und sicher justiert.

13 Jahre später stolpere ich darüber und stelle bei der Lektüre fest, dass das Thema noch immer, - vielleicht mehr denn je -, nicht an Aktualität und Bedeutung verloren hat. In gewisser Hinsicht ist Kitwood nicht nur Pionier und seiner Zeit voraus gewesen, sondern seine Thesen können meines Erachtens als „zeitlos" gelten.

Ich habe am Ursprungstext nur wenige Veränderungen vorgenommen und hoffe, dass er zukünftigen Studierenden und Auszubildenden im Pflegebetrieb eine gute Einstiegshilfe zum Verständnis des person-zentrierten Ansatzes verschafft.

Neben Katarina Planer möchte ich auch den Mitarbeitenden in der von mir damals mitgeleiteten Einrichtung, vor allem aber Susanne Delkeskamp, danken, deren Engagement und Pragmatismus mit dazu beigetragen haben, den theoretischen mit dem praktischen Blick zu versöhnen.

1. Einleitung

„Nicht dass wir um jeden Preis überleben, sondern dass wir andere finden, die unsere Gefühle und Sehnsüchte binden und spiegelnd erwidern können, ist das Geheimnis des Lebens."[1]

Als ich mich mit Kitwood auseinandersetzte, las ich parallel den Bestseller von Joachim Bauer und mir fielen die Ähnlichkeiten gleich auf. Tatsächlich schien es mir, dass die Erkenntnisse der Neuropsychologie nach Kitwoods Tod dessen Thesen bestätigen.

Ziel meiner Arbeit war es, zu schauen, inwieweit Kitwoods Forderungen nach einer „neuen Pflegekultur" sich aus dessen Werk logisch ableiten lassen und wo Ansätze person-zentrierter Pflege in Altenpflege-Einrichtungen bereits umgesetzt werden. Deutlich wurde mir dabei, dass das Mäeutische Modell von Cora van der Kooij große Ähnlichkeiten mit Kitwood zeigt, meines Erachtens sogar noch über Kitwood hinausgeht, als es das Thema „Kontakt und Begegnung, zwischen

---

[1] Joachim Bauer, Warum ich fühle, was du fühlst, 2006, S.173

6

Pflegekraft und Bewohner", also auch das Erleben der Pflegenden, thematisiert und damit genau darauf fokussiert, was in der Definition von **Personsein** nach Martin Buber, auf den sich Kitwood beruft, beschrieben ist.

Ziel der vorliegenden Auseinandersetzung mit Tom Kidwood ist es einerseits, die Kerngedanken von Kitwoods zentralem Werk herauszuarbeiten und das dahinterliegende Fundament zu beschreiben, andererseits die neueren Entdeckungen der Neuropsychologie und ihre Kompatibilität mit Kitwoods Gedanken zu umreißen. In einem letzten Schritt versuche ich, die aus meiner Sicht wichtigsten Ansätze für eine Umsetzung personzentrierter Pflege zu skizzieren.

Die Beschäftigung mit Tom Kitwood hat mir Mut gemacht für eine unvoreingenommene Herangehensweise an so schwermütige Themen wie Demenz. Auch glaube ich, dass viele Pflegetheoretiker wie Cora van der Kooij nah dran sind am Kern. Grundlegende Unterschiede scheint es mir nicht zu geben, vielmehr gibt es Gemeinsames und das Trennende ist kaum der Rede wert.

Nach langjährigen Erfahrungen im Umgang mit demenzerkrankten Menschen – beginnend in der

7

Gerontopsychiatrie der 80er-Jahre - und in der theoretischen Auseinandersetzung mit Tom Kitwood, Erich Schützendorf und Cora van der Kooij einerseits und der praktischen Konfrontation mit Betroffenen, nämlich den Erkrankten **und** Pflegenden, andererseits, entdeckte ich in den 90er Jahren zunehmend die Chancen und Erkenntnisgewinne für mein eigenes Dasein, die in den Begegnungen von Pflege und demenzerkrankten Menschen liegt.

Eine „Seinsweise, in der Emotion und Gefühl viel mehr Raum gegeben wird"[2], ist das Terrain, auf dem es noch viel zu gewinnen und zu entdecken gibt – das habe ich verstanden!

---

[2] Kitwood, 2008, S.23

8

2. Tom Kitwood

Tom Kitwood (1937 – 1998), englischer Sozialpsychologe und Psychogerontologe, entwickelte in den Jahren von 1987 bis 1995 als Reaktion auf eine eindimensionale, von den Naturwissenschaften und Medizin geprägte Sozialpsychologie und Pflegekultur die Theorie des person-zentrierten Ansatzes.

Angesichts seiner sowohl privaten als auch professionellen Erfahrungen im Umgang mit demenzkranken Menschen stellt Kitwood zunächst einmal das sogenannte „Standardparadigma", nämlich das „medizinische Modell"[3], wegen seiner Implikationen und Widersprüche grundsätzlich in Frage. Entsprechend diesem Paradigma steht die neurologische und medizinische Sicht im Vordergrund.

Dem **Erleben** von Menschen mit Demenz wird keine wirkliche Beachtung geschenkt. Auffälliges Verhalten wird als Ausdruck eben der Demenzerkrankung gedeutet und stellt ein rein medizinisches Problem dar, dem primär nur mit Mitteln der Medizin, vornehmlich in Form von Medikamentengabe, begegnet werden kann. Pflege

---

[3] Kitwood, 2008, S.17

9

und Betreuung haben danach bestenfalls palliativen Charakter. Diese Sichtweise bereitet leicht den Boden vor für das Gedeihen einer schlechten Demenzpflege. Aber auch Gefühle der Machtlosigkeit und Ohnmacht und Schuldgefühle bei den Pflegepersonen können in einem solchen Arbeitsfeld leicht ausgelöst werden.

Wo die Würde des Menschen reduktionistisch im Sinne von Handlungsfähigkeit, Beherrschung und Autonomie gesehen wird, wird sie aber „in erschreckender Weise (der) menschlichen Solidarität entzogen. .... Das abhängige, hilflose und angewiesene Individuum wird zum Skandal und mit der Maske der Autonomie getarnt. An der Oberfläche ist kaum mehr wahrnehmbar, dass sich unter dieser Maske der Wunsch verbirgt, von anderen geachtet zu werden."[4]

Im Gegenzug stellt Kitwood ein neues Paradigma vor, „in dem die Person an erster Stelle steht."[5] Viele Menschen haben bereits **intuitiv** einen Ansatz im Sinne dieses neuen Paradigmas gefunden und wenden ihn im Rahmen einer neuen „Demenzpflegekultur" an. Dementsprechend gilt es die Einzigartigkeit und das Gewordensein der

---

[4] Martin Teising: Zwischen Autonomie und Abhängigkeit, in: Dr. med. Mabuse 179, Mai/Juni 2009, S.38
[5] Kitwood, 2008, S.18

dementen Person zu beachten und zu würdigen. Im Zentrum aller theoretischen und pflegewissenschaftlichen Betrachtung steht dabei die Beziehung von interagierenden Menschen.

Eine zentrale Frage, die sich Kitwood stellt, ist, „..., ob nicht wenigstens einige der Symptome, die gewöhnlich beobachtet werden, eher auf ein Versagen im Verständnis und in der Pflege als auf ein strukturelles Versagen des Gehirns zurückzuführen sein könnten."[6]

Kitwood beschreibt mehrfach genau diesen Zusammenhang.[7] Solche Phänomene sind auch in der Kindererziehung zu beobachten. Genauso wie dort Verständnis und Beziehungsgestaltung den Schlüssel zur Lösung der Problematiken darstellt, gilt dies nicht minder im Rahmen von Pflegekultur.[8]

Kitwood wagt darüber hinaus eine interessante Hypothese:
„Der Kontakt mit Demenz und anderen Formen schwerer kognitiver Beeinträchtigung kann und sollte (!) uns aus unsren üblichen Mustern der übertriebenen Geschäftigkeit, des Hyperkognitivismus und der Geschwätzigkeit

---

[6] Kitwood, 2008, S.20
[7] Vgl. Kitwood, 2008, S.83
[8] Vgl. Goleman, 1996, S. 241 u. S.328 ff.

11

herausführen in eine Seinsweise, in der Emotion und Gefühl viel mehr Raum gegeben wird. Demente Menschen, für die das Leben der Emotionen oft intensiv und ohne die üblichen Hemmungen verläuft, haben den Rest der Menschheit unter Umständen etwas Wichtiges zu lehren. Sie bitten uns sozusagen, den Riss im Erleben, den westliche Kultur hervorgerufen hat, zu heilen und laden uns ein, zu Aspekten unseres Seins zurückzukehren, die im evolutionären Sinne viel älter sind, stärker mit dem Körper und seinen Funktionen im Einklang stehen und dem Leben aus dem Instinkt heraus näher sind. Die meisten von uns leben beinahe wörtlich aus dem Kopf, das heißt aus den äußeren Schichten des Neokortex heraus. Es ist psychologische und damit auch neurologische Arbeit für und mit uns zu leisten, während wir auf eine tiefere Integration und Integrität hinarbeiten."[9]

Was Kitwood hier als Hypothese aufstellt, wird zunehmend durch Ergebnisse der neueren psychologischen und neurologischen Forschung gestützt. Sie weisen auf einen Weg, bei dem nicht allein kognitive Leistung und Sachaspekte im Vordergrund stehen, sondern das Gelingen von Beziehung und gegenseitiger Solidarität. Immer schon haben uns die grundlegenden emotionalen Erfahrungen im Kontext gesellschaftlichen Lebens geprägt und unserem Leben den Stempel

---

[9] Kitwood, 2008, S.23

12

aufgedrückt. Ich denke hier zum Beispiel an Gefühle wie Dankbarkeit oder Grundvertrauen.

Kitwoods Blickrichtung gilt nicht so sehr der Heilung der Demenzerkrankung im Sinne des Standardparadigmas, sondern er favorisiert die Zielaspekte Wohlbefinden und gelingende Beziehung, deren Ergebnisse in **beide** Richtungen (Demenzkranker Mensch und pflegender Mensch) wirkt.
In der Begegnung mit dem demenzkranken Menschen können nämlich auch die Pflegenden etwas gewinnen. Nicht der Erfolg therapeutischer Bemühungen, sondern schon allein die aufmerksame Begegnung an sich ist wertvoll!

3. Die Entdeckung des Personseins

Um einen Zugang zum anderen finden zu können, bedarf es der Entdeckung des Personseins. Was wir sehen an einer Person, ist das, was sie zeigt, was sie zeigen will oder bereit ist zu zeigen oder was sie bewusst oder unbewusst ausdrückt, z.B. durch Mimik, Gestik, etc. Ferner alles, was (datentechnisch) bekannt oder verbürgt ist. (Geburtsdatum, Größe, Gewicht, Lebensereignisse oder Biografie, Aussagen von Angehörigen, Pflegenden, und vieles mehr.) Zunächst einmal haben wir also nur eine Art Hülle, eine Maske oder ein Bild.

Was das Personsein grundsätzlich ausmacht, ist eine Frage nach dem Wesen des Menschseins. Ganz besonders die Selbstbestimmung gilt als zentrale Forderung an die Definition des Personseins. So konnten Sklaven im Altertum und auch in der Neuzeit nicht über sich selbst **bestimmen,** daher waren sie auch keine „Personen".

Allerdings zeigt sich im Kategorischen Imperativ von Kant, dass diese Eigenschaft nicht losgelöst von Objekten der Bearbeitung oder an sich gilt, sondern im Rahmen einer „praktischen Vernunft" stets an die Idee eines „guten Willens" gekoppelt ist.

Person ist der Mensch, wenn er keiner Fremdbestimmung unterliegt.

„Die Wesen, deren Dasein zwar nicht auf unserm Willen, sondern der Natur beruht, haben dennoch, wenn sie vernunftlose Wesen sind, nur einen relativen Wert, als Mittel, und heißen daher Sachen, dagegen vernünftige Wesen Personen genannt werden, weil ihre Natur sie schon als Zwecke an sich selbst, d.i. als etwas, das nicht bloß als Mittel gebraucht werden darf, auszeichnet, mithin sofern alle Willkür einschränkt (und ein Gegenstander der Achtung ist)."[10]

Die Aussagen Kants erscheinen uns heute angesichts der demenzkranken Menschen bivalent, da die „Vernunft" Ausgangspunkt seiner Überlegungen ist, aber diese Vernunft ist bei Kant Prinzip und das scheinbare Fehlen von „Vernunft" beim demenzkranken Menschen rechtfertigt eben nicht den „Vernunftinhaber", einen demenzkranken Menschen als Mittel zum Zweck oder als Sache zu behandeln. Auch ist Vorsicht geboten, wenn die Rolle der Pflegekraft darauf eingerichtet ist, zu informieren, zu belehren und aufzuklären. Der demenzkranke Mensch darf nicht

---

[10] Kant 5. Aufl. 1980, S.60

15

bevormundet werden, sondern bleibt stets Gegenstand der Achtung.[11]

Im Kategorischen Imperativ ist dann auch die Person **jedes anderen** der Menschheit gemeint.

„Handle so, dass du die Menschheit, sowohl in deiner Person, als in der Person eines jeden anderen, jederzeit zugleich als Zweck, niemals bloß als Mittel brauchtest."[12]

Hier wird der *Begriff „Person"* verwendet. Eine Institution und ihre Menschen, die dieser Goldenen Regel folgen, werden also auch gegenüber Menschen ohne Verstand oder „Vernunft" niemals fremdbestimmend und ohne Respekt handeln.

Die klassische Definition des Personseins wird von Kitwood auch angesichts der Reduktionismen abgelehnt.
Er skizziert die fünf Kriterien des Personsein nach Quinton[13]:

- Bewusstsein,
- Rationalität,
- die Macht zu handeln,
- Moralität und

---

[11] Anm.: Auch Kant wurde im Alter dement!
[12] Kant, 5. Aufl. 1980, S.61
[13] Vgl. Kitwood, 2008, S.27

16

- das Vermögen, Beziehungen zu knüpfen.

Nun stellt Kitwood allerdings gesellschaftskritisch fest, dass sich durch die Individualisierung das Personsein auf zwei Kriterien reduziert hat, nämlich auf Autonomie und Rationalität. Menschen, die diese Kriterien nicht erfüllen (können), werden in der Realität – anders als bei Kant - aus dem Kreis der Personen ausgeschlossen. Und dies betrifft – definitionsgemäß - auch demenzerkrankte Menschen.[14] Es reicht hier aber nicht, den moralischen Zeigefinger mit dem Verweis auf Kants Kategorischen Imperativ zu erheben.

Im Gegensatz zur personenzentrierten Psychotherapie in der Folge von Carl C. Rogers sieht Kitwood die Person nicht **nur** als Experten für ihr Erleben, sondern sieht vor allem in der Begegnung von Ich und Du den entscheidenden Ansatzpunkt zum Verständnis des Personseins.

An dieser Stelle beruft sich Kitwood explizit auf die Arbeiten Martin Bubers und er betont, dass zum Verständnis der Demenz wichtig ist, „Personsein im Sinne von Beziehung zu sehen."[15] In Anlehnung

---

[14] Vgl. Kitwood, 2008, S.28
[15] Kitwood, 2008, S.32

an Buber postuliert er eine andere Herangehensweise an den Begriff des Personseins. Auch Joachim Bauer weist in seinem Sachbuchbestseller: „Warum ich fühle, was du fühlst" auf Martin Buber hin.[16]

Buber „geht nicht von der Existenz vorgefertigter Monaden aus, um dann deren Attribute zu untersuchen. Seine zentrale Behauptung ist die, dass Beziehung grundlegend ist; eine Person zu sein, bedeutet, mit Du angesprochen zu werden."[17]

Das Ich des Menschen kann sich nach Buber in zwei Richtungen verhalten, einmal in der Erfahrung als Subjekt zum Es, vergleichbar der Kants „Mittel zum Zweck", zum anderen als Person in der Beziehung zum Du. Das Es kann auch ein Er oder eine Sie sein. Es ist die Sphäre der vergegenständlichten Welt. In der Beziehung zum Du geht es aber nicht allein - wie bei Kant - um ein Prinzip, eine Regel, sondern darüber hinaus um das Erleben in der Begegnung!

„Beziehung im Ich-Es-Modus impliziert Kühle, Losgelöstheit und Instrumentalität. Sie ist eine Form, um eine sichere Distanz zu wahren und Risiken zu meiden. Der Ich-Du-Modus wiederum

---

[16] Bauer, 12. Auflage 2006, S.87
[17] Kitwood, 2008, S.30

18

impliziert das Auf-den-anderen-Zugehen, das Sich-Öffnen, Spontaneität – eine Reise in unerschlossenes Gebiet."[18]

In der Ich-Du-Beziehung des Menschen unterscheidet Buber drei Sphären:
- Leben mit der Natur
- Leben mit den Menschen
- Leben mit den geistigen Wesenheiten

Diese Ich-Du-Beziehungen sind das Revier der Gefühle und der Gegenwärtigkeit. Sie bedeuten ferner Teilnahme und Gegenseitigkeit.

„Und wirkliche Beziehung ist es, darin ich zu ihr stehe: sie wirkt an mir wie ich an ihr wirke."[19] Oder: „Beziehung ist Gegenseitigkeit: Mein Du wirkt an mir, wie ich an ihm wirke."[20]

„In der Begegnung, ..., gibt es keinen tieferliegenden Zweck, keinen verborgenen Plan. Die damit in Verbindung zu bringenden Vorstellungen sind Offenheit, Zärtlichkeit, Präsenz oder Da-Sein, gegenwärtig-sein und Bewusstheit."[21]

Wenn das Ich dem Du im Buber´schen Sinne „begegnet", ist es frei von Absichten und

---

[18] Kitwood, 2008, S.29
[19] Buber, 1995, S.11
[20] Buber, 1995, S.16
[21] Kitwood, 2008, S.30

19

(therapeutischen!) Plänen. Das Ich erfasst intuitiv das Wesen des Du, bleibt offen und lässt sich unvoreingenommen auf sein Rückwirken ein. Die Beziehung schwingt im Hier und Jetzt. Es geschieht etwas an und mit den beteiligten Personen. Die Person wird hier also nicht als etwas Gegenständliches außerhalb des Ich betrachtet, sondern sie ist - wie ich. Und im Gelingen der Verständigung wird die Beziehung zur wahren Begegnung.

„Der Mensch, der aus dem Wesensakt der reinen Beziehung tritt, hat in seinem Wesen ein Mehr, ein Hinzugewachsenes, von dem er zuvor nicht wusste und dessen Ursprung er nicht rechtmäßig zu bezeichnen vermag."[22]

Solche Begegnungen im pflegerischen Kontext haben etwas Unmittelbares, den Charakter von Normalität und Natürlichkeit. Als Beispiel verweise ich auf einen Beitrag von Erich Schützendorf – stellvertretend für viele andere Veröffentlichungen des Autors -in der Fachzeitschrift Dr. med. Mabuse im Januar/Februar 2008.[23]

Die beobachtbare Validation des demenzkranken Menschen ist das Erkennen der Gefühlslage und

---

[22] Martin Buber, Ich und Du, Reclam, 1995, S.105
[23] Erich Schützendorf: Weniger wird mehr sein, in: Dr. med. Mabuse 171, Januar/Februar 2008, S.30ff

die Anerkennung als einem Teil, der auch dem Pflegenden „angeht", ihn berührt und indem der Pflegende Wege, **eine Sprache**, findet, dieses Wirken des Du am Ich spiegelnd zum Ausdruck zu bringen, schafft er Einvernehmen und Vertrauen. Es besteht keine therapeutische Ambition oder Absicht, sondern das aufmerksame Ich sucht die Begegnung **an und für sich.**

Der demenzkranke Mensch ist nicht mehr Mittel zum Zweck
(Geldverdienen, Heilung, Verbesserung der Orientierung, Verhaltensänderung, Erreichen von Therapiezielen),
sondern Selbstzweck, es geht um **sein** Personsein. Er wird so, wie er ist, akzeptiert, seine Erkrankung ist kein Urteil, kein Makel, keine Bedrohung, bestenfalls Schicksal, auf jeden Fall annehmbar. Er ist nicht bemitleidenswert, sondern liebenswert.

Das Ich bleibt in allen Stadien der Demenz erhalten, auch zu Menschen mit schwerer Demenz ist es möglich, Kontakt, also Begegnung, herzustellen.[24] Ich begegne dem demenzkranken Menschen stets und immer als ein Ich, das ist wie - ich. In der Begegnung kann es gelingen, etwas zu teilen, voneinander zu nehmen, was uns gegenseitig

---

[24] Vgl.: Maciejewski u.a., 2001, S.12

21

als Person ausmacht. Es geht einzig und allein darum, die gegenseitige Verwirrung, dem gemeinsamen Bezugsrahmen, quasi als Kommunikationsproblem aufzulösen durch – Begegnung.[25]

Was es heißt, eine Person zu sein, definiert Kitwood schließlich folgendermaßen:

„Es ist ein Stand oder Status, der dem einzelnen Menschen im Kontext von Beziehung und sozialem Sein von anderen verliehen wird. Er impliziert Anerkennung, Respekt, und Vertrauen. Ob jemandem Personsein zuerkannt wird oder nicht: Beides hat empirisch überprüfbare Folgen."[26]

Wenn wir uns auf dem Weg zum (demenz)kranken Menschen machen, um seine Sichtweise, sein Gewordensein, sein Erleben zu verstehen, scheitern wir allerdings sehr schnell, wenn wir uns einzig und allein auf das rein Sichtbare verlassen und versuchen, allein mit dem Kopf zu verstehen. Wichtig ist vielmehr, auf seine eigenen Gefühle zu achten und sich auch auf seine Intuition zu verlassen. Sowohl Intuition als auch reiner Intellekt können aber in die Irre führen, wenn wir das eine ohne das andere benutzen. Im Rahmen des

---

[25] Vgl.: Maciejewski u.a., 2001, S.16f.
[26] Kitwood, 2008, S.27

22

mäeutischen Konzepts beispielsweise sind zwar Intuition und Einfühlungsvermögen zentral, aber die gemeinsame und systematische Reflexion des Pflegeteams in der Bewohnerbesprechung führt möglicherweise an möglichen Irrwegen vorbei oder aus ihnen heraus.

3.1 Die Entdeckung der Spiegelneurone

„Die Aufdeckung der neurobiologischen Aspekte des Spiegelungsgeschehens bestätigt, was zuvor bereits aus philosophischer Sicht erkannt worden war: *Im Antlitz des anderen Menschen begegnet uns unser eigenes Menschsein.* Erst indem wir uns gegenseitig als Menschen erkennen und anerkennen, werden wir zum Mitmenschen, und erst dadurch erleben wir uns als Menschen."[27]

Was Buber, Schopenhauer, Montaigne, Kant und andere bereits philosophisch vorwegnahmen, wird nun seit der Entdeckung der Spiegelneurone auch aus neuropsychologischer Forschung gestützt. Den engen Zusammenhang von Psychologie und Neurologie, die Dialektik der Demenz, hat auch Kitwood immer wieder betont.

„**Spiegelneurone** (auch: *Spiegelneuronen*) sind Nervenzellen, die im Gehirn während der Betrachtung eines Vorgangs die gleichen Potenziale auslösen, wie sie entstünden, wenn dieser Vorgang nicht bloß (passiv) betrachtet, sondern (aktiv) gestaltet würde.
Diese Zellen wurden vom Italiener Giacomo Rizzollatti und seinen Mitarbeitern 1995 bei Affen im Tierversuch entdeckt. In diesen Untersuchungen fiel auf, dass Neuronen im Feld

---

[27] Bauer, 12. Auflage 2006, S. 115

24

F5c des Großhirns dann reagierten, wenn zielmotorische Hand-Objekt-Interaktionen durchgeführt oder bei anderen – zumindest anatomisch ähnlichen – lebenden Individuen beobachtet wurden."[28]

Ich werde versuchen, die Kernaussagen hinsichtlich der Bedeutung der Spiegelneurone für die Entwicklung einer neuen Pflegekultur im Sinne des person-zentrierten Ansatzes von Kitwood mit Hilfe von Zitaten aus Joachim Bauers Buch: „Warum ich fühle, was du fühlst" darzulegen.

Auch im Alltagsleben sieht man sie, ohne dass es einem immer bewusst wird, zum Beispiel das ansteckende Gähnen oder das spontane Zurücklächeln. Solche Spiegelungsphänomene sind die Grundlage dafür, dass sich Vertrauen und emotionale Intelligenz entwickeln können. Und sie führen „nicht nur zu seelischem, sondern auch zu körperlichem Glück."[29] Denn geglückte Spiegelungen lassen das Gefühl der Bindung entstehen und führen meistens zu einem Ausstoß von Hormonen wie Oxytocin und körpereigenen Opioiden.[30]

---

[28] http://de.wikipedia.org/wiki/Spiegelneuron vom 15.08.2009
[29] Bauer, 12. Aufl. 2006, S.62
[30] Vgl. Bauer, 12. Aufl. 2006, S.61f.

25

Interessant wäre es demnach zu untersuchen, inwieweit sich bei Spiegelungen im Kontext der validierenden, pflegerischen Arbeit solche Ergebnisse wie verbessertes Wohlbefinden durch Ausschüttung von „Glückshormonen" ebenfalls verifizieren lassen, und zwar **sowohl** beim demenzerkrankten **als auch** beim pflegenden Menschen!

„Wenn die behandelbaren Probleme, die das Versagen der Geisteskräfte einer Person umgeben, hauptsächlich im zwischenmenschlichen Bereich liegen, dann müssen auch die entsprechenden Antworten dort gesucht werden."[31]

Kitwood betont sehr, dass die versorgenden Institutionen auf der Managementebene eine hohe Verantwortung tragen, da ihr Führungsstil und die Art der Organisation hinsichtlich des Umgangs mit demenzkranken Menschen immense Auswirkungen zeigt. Der Fisch stinkt vom Kopf, heißt es, aber ein einfühlsamer Kopf wird empathische Handlungen zeigen und so kann Spiegelung zurückwirken.

„Werden Angestellte unterstützt und ermutigt, so werden sie ihr eigenes Gefühl des Wohlbefindens in ihren Arbeitsalltag mit einbringen."[32]

---

[31] Kitwood, 2008, S.171
[32] Kitwood, 2008, S.152

3.2 Die Entdeckung der Demenz

Demenz ist eine auf Verhalten beruhende Diagnose, auch wenn hirnorganische Ursachen das Verhalten bedingen![33] Kitwood geht ausführlich auf das Thema Demenz ein und hangelt sich am Standardparadigma entlang, um am Ende festzustellen, dass es aus unterschiedlichen Gründen in Auflösung befindlich ist. Das Standardparadigma mitsamt der biochemischen Forschung kann dem Problembereich „Demenzerkrankung" nicht angemessen begegnen.

Erstens:

„Es können beträchtliche neuropathologische Zustände ohne Demenz vorliegen, und es kann eine Demenz ohne signifikante Neuropathologie bestehen, wie jeder ernsthaft auf diesem Gebiet Tätige weiß. ... Es ignoriert jene Aspekte der Nervenarchitektur, die entwicklungsbedingt sind und demnach in engem Zusammenhang mit den Erfahrungen und Abwehrmechanismen einer Person stehen."[34]

Die lebensgeschichtliche Entwicklung der Persönlichkeit und die Erfahrungswelt eines jeden Menschen prädisponiert nämlich völlig

---

[33] Vgl. Kitwood, 2008, S.42
[34] Kitwood, 2008, S.61

27

unterschiedliche Tableaus von Vulnerabilität für eine Demenzerkrankung.

Zweitens:

Die linearkausale Vorstellung der Verursachung von Demenz, die insbesondere genetische Grundlagen als Erklärungsmuster bemüht, widerspricht den Erkenntnissen wissenschaftlicher Erkenntnisse.

„Zumindest benötigen wir jene Sichtweise von Verursachung, welche nach dem Set interagierender Bedingungen sucht, die - alle notwendig, aber für sich nicht hinreichend – für das Eintreten eines Ereignisses erforderlich ist."[35]

Immer wieder lassen sich zudem Beispiele zeigen wie gute Pflege eine bessere Nervenfunktion fördern oder sogar eine Nervengeneration ermöglichen.[36]

---

[35] Kitwood, 2008, S.62
[36] Vgl. Kitwood, 2008, S.79-84

Drittens:

Das Fortschreiten einer Demenzerkrankung zeigt sich individuell äußerst unterschiedlich. Dies kann das Standardparadigma in der Regel nicht erklären. Bei genauerer Betrachtung von Einzelfällen wird deutlich, dass biografischer Hintergrund und das unmittelbare, persönliche Erleben der betroffenen Menschen eine massive Einflussgröße darstellen.

3.3 Abwehrmechanismen des Ich

Was bedeutet es, wenn ein Mensch keine **Person** mehr ist?

Wenn der demenzerkrankte Mensch nicht mehr als Person mit einer Lebensgeschichte und Gefühlen wahrgenommen wird, spricht man auch von **Depersonalisierung**, die in der Regel mit einer Vernachlässigung einhergeht. So ist in stationären Einrichtungen denn auch häufig zu beobachten, wie demenzkranke Menschen, die meiste Zeit des Tages ohne direkten menschlichen Kontakt zubringen. Interaktionen sind überwiegend kurz und oberflächlich „auf das Nötigste" beschränkt.

Gründe für die allgemeine Tendenz zur Depersonalisierung liegen zum einen darin, dass in unserer Gesellschaft das „Personsein" auf zwei Kriterien reduziert wird. Das Individuum erfährt besondere Anerkennung,
-   wenn es autonom, also unabhängig ist
-   wenn es vernünftig ist und Verstand hat, also wenn es rational handelt.

Personen, auf die solche Kriterien nicht zutreffen, weil sie abhängig, sogar pflegebedürftig sind und allmählich den Verstand verlieren, beziehungsweise sogar verwirrt sind und scheinbar allein von den Emotionen beherrscht werden, werden aus dem Kreis der (wirklichen) Personen ausgeschlossen.

„Das Konstrukt des autonomen Individuums negiert seine Abhängigkeit, seine soziale Gebundenheit und das Unbewusste. Das Individuum wird damit aus dem Bezug seiner sozialen, mitmenschlichen Umgebung herausgelöst. Die Tatsache, dass wir überhaupt nicht Herr im eigenen Hause sind, wird geleugnet."[37]

Und noch deutlicher:
„In illusionärer Verkennung wird bis ins hohe Alter so getan, als sei ein Dasein als autonomes Individuum erstrebenswert. Im vierten Lebensalter, also ab 80 bis 85 Jahren, gibt es nicht selten ein böses Erwachen, wenn die Abhängigkeit vom anderen Menschen nicht länger zu übersehen ist."[38]

Ist die eigene Autonomie und Unabhängigkeit das Wertvollste und gesellschaftlich Erstrebenswerteste nach dem Motto:
„Vertrauen ist gut, aber Kontrolle ist besser",
dann macht der Verlust von Kontrolle über sich selbst uns Angst.

---

[37] Martin Teising: Zwischen Autonomie und Abhängigkeit, in: Dr. med. Mabuse 179, Mai/Juni 2009, S.37
[38] Martin Teising: Zwischen Autonomie und Abhängigkeit, in: Dr. med. Mabuse 179, Mai/Juni 2009, S.38

Der Verlust von Kontrolle ist dabei genau das, was der Mensch mit Demenz vor allem im Anfangsstadium **erlebt**. Er erlebt, dass er unsicher ist und Dinge vergisst, dass er zunehmend die Orientierung verliert. Und er wird misstrauisch, weil viele Dinge sich nicht mehr miteinander verknüpfen lassen

Ähnlich gelagert sind dann folgende Ängste:
- Angst vor dem Tod
- Angst vor Gebrechlichkeit
- Angst vor geistiger Instabilität
- Angst vor dem „Verrücktwerden"

Die Angst entsteht also sowohl beim betroffenen Menschen mit Demenz als auch beim **noch** nicht betroffenen Pflegenden. Sie fühlen sich bedroht. Als Reaktion auf solche Gefühle von Angst und Bedrohung aktiviert das Ich dann unbewusst seine Abwehrmechanismen.

Kitwood zählt die Erscheinungsformen dieser Abwehrmechanismen auf Seiten der Pflegenden auf. Übersehen wird häufig, dass der Mensch mit Demenz (oder der Sterbende) ebenfalls **seine** Abwehrmechanismen in Gang setzt. Er zieht sich zurück, erfindet Ausreden und so weiter.

Während aber der noch nicht Betroffene, speziell der professionell Pflegende, noch eine Chance hat, seine Ängste zu „bearbeiten", hat der Betroffene diese Option leider nicht mehr.

Wesentliches Merkmal der Abwehrmechanismen ist, dass die Kommunikation mit dem demenzkranken Menschen nur noch auf eher unpersönliche und emotionslose Weise vollzogen wird. Sachlich eben.

Kitwood nennt dieses „kulturelle Erbe" auch „maligne, bösartige Sozialpsychologie", die das Personsein tief schädigt und „möglicherweise sogar das körperliche Wohlbefinden untergräbt".[39]

Wie die neueren Forschungsergebnisse im Rahmen der Spiegelneurone zeigen, ist dies tatsächlich der Fall. Und es erklärt häufig die raschere Progredienz des Krankheitsverlaufs. Der Mensch mit Demenz wird nicht mehr gespiegelt oder wertgeschätzt, er wird möglicherweise auf Defizite hingewiesen, was sein Frusterleben und allgemeines Stressempfinden erhöht.

---

[39] Kitwood, 2008, S.75

3.3.1 Abwehrverhalten

Kitwood beschreibt 17 Formen solcher „maligner, bösartiger Sozialpsychologie"[40]:

1. Betrügen:
anlügen, täuschen
(„Der merkts eh nichts mehr!")

2. Entmächtigen:
nicht gestatten, Fähigkeiten zu nutzen

3. Infantilisieren:
wie ein Kind behandeln
(z.B.: Kindliche Sprache verwenden)

4. Einschüchtern:
durch Drohungen oder physische Gewalt, Angst machen

5. Etikettieren:
Person allein über Verhalten beschreiben, z.B. „Schreier", „Läufer"

6. Stigmatisieren:
Person wie einen Gegenstand oder einen

---

[40] Vgl. Kitwood, 2008, S.75ff.

34

Ausgestoßenen behandeln

7. Überholen:
Dinge schneller tun als es für die Person
angemessen ist

8. Invalidieren oder Entwerten:
Subjektive Wirklichkeit (Gefühle,
Wahrnehmungen, auch Fehlwahrnehmungen) nicht
anerkennen, als irreal stigmatisieren

9. Verbannen:
wegschicken, psychisch oder physisch ausschließen
(bis hin zu fixierenden Maßnahmen)

10. Zum Objekt machen:
Person wie eine tote Materie ohne Gefühle
behandeln
(„Der vergißts eh gleich wieder!")

11. Ignorieren:
tun als wäre die Person nicht anwesend
(Habe ich selbst sehr häufig so erlebt. In
Gegenwart der Person teilweise verächtlich über
die Person sprechen!)

12. Zwingen:
keine Wahlmöglichkeiten einräumen

13. Vorenthalten:
Aufmerksamkeit, Kontakt auch auf Nachfrage der
Person verweigern

14. Anklagen:
die Schuld für etwas geben, wohl wissend, dass die
Person schuldlos handelte

15. Unterbrechen:
die Handlung / Interaktion einer Person stören
(Alles ist wichtiger als das, was der Demente gerade
empfindet oder tut!)

16. Spotten oder Meckern:
sich über Handlungen/Bemerkungen lustig machen

17. Herabsetzen:
verächtlich machen, Selbstwertgefühl kränken
(Als Dementer ist er in jeder Hinsicht für die
Gesellschaft nutz- und wertlos, liegt ja nur zur
Tasche, verursacht unnütze Kosten!)

Ich würde gerne noch eine weitere Form hinzufügen:

Ausblenden:
die Lebensgeschichte ausblenden, vergessen, vernachlässigen

Diese Form der Abwehr verhindert ebenfalls den Zugang zur Person, entbindet vorläufig von Zuwendungsarbeit.

Man könnte die von Kitwood gelisteten Formen „bösartiger Sozialpsychologie" auch den drei „häufigsten emotional ungeeigneten elterlichen Verhaltensweisen" zuordnen, wie sie Goleman aufführt[41].

Dazu zählen:
- Völliges Ignorieren der Gefühle
- Übermäßige Toleranz
- Verächtlichkeit, die keinerlei Respekt für die Empfindungen des Kindes beweist.

---

[41] Goleman, 1996, S.241

37

4. Neue Pflegekultur

"In einem optimalen Kontext von Pflege und Fürsorge wird jedes Fortschreiten der neurologischen Beeinträchtigung ..., das bei einer nichtunterstützenden Sozialpsychologie potentiell extrem schädigend sein kann, durch positive Arbeit an der Person ... kompensiert."[42]

Eine Pflege, die konsequent person-zentriert arbeitet, zeigt bei den an Demenz Erkrankten positive Wirkung, weniger in Richtung der Verbesserung kognitiver Leistungsfähigkeit, was allerdings auch beobachtet werden kann, als vielmehr, was Lebensqualität, Verhalten und Wohlbefinden betrifft.

Aber auch bei den Pflegenden lassen sich positive Effekte beobachten. Höhere Zufriedenheit im Beruf und geringere Krankheitsquote.
So hat der „Stil des Umgangs mit Menschen manchmal die Kraft einer sich selbst erfüllenden Prophezeiung ... Andere mit Vertrauen zu behandeln, kann vertrauensvolle Verhaltensweisen begünstigen."[43]

---

[42] Kitwood, 2008, S.103
[43] Bauer, 2. Aufl. 2009, S.12

38

Joachim Bauer beschreibt als die „wesentlichen Voraussetzungen für das Gelingen einer Beziehung oder eines kooperativen Projekts":

„1. *Sehen und Gesehenwerden,*
2. *gemeinsame Aufmerksamkeit* gegenüber etwas Drittem,
3. *emotionale Resonanz,*
4. *gemeinsames Handeln* und
5. das wechselseitige *Verstehen von Motiven und Absichten.*"[44]

Bei genauerer Betrachtung finden sich diese Merkmale auch bei Kitwood.
Die Pflegequalität in der Demenzbetreuung ist auf die guten Kompetenzen und eine **überdurchschnittliche** Interaktionsfähigkeit des Pflegepersonals angewiesen. Positive Interaktion ist "die wahrhaft heilende Komponente der Pflege."[45]

Was charakterisiert den personzentrierten Umgang mit demenzkranken Menschen? Wie können positive Interaktionen aussehen?

---

[44] Bauer, 2. Aufl. 2009, S.192
[45] Kitwood, 2008, S.195

39

4.1 Beziehungsgestaltung

Kitwood führt zwölf unterschiedliche Arten der positiven Interaktion auf, die das Personsein von Menschen mit Demenz fördern.[46]

Diese dienen dem Ziel, über eine wertschätzende Grundhaltung Beschämungen zu vermeiden und dem demenzkranken Menschen zu helfen, die Integrität seiner Person möglichst aufrecht zu erhalten oder immer wieder neu herzustellen.

1. Anerkennen:

Entscheidend ist hier die gewollte Zuwendung durch freundlichen Blickkontakt oder Grüßen und das Bemühen, aktiv zuzuhören, ihn akzeptieren wie er ist, als Person anerkannt, verbal (z.B. jemanden grüßen) oder nonverbal (z.B. durch Blickkontakt); vgl. Bauer: *Sehen und Gesehenwerden*

2. **Verhandeln:**
   Verhandeln kann ich nur mit jemandem, den ich als gleichberechtigt anerkenne. Die Begegnung findet auf gleicher Augenhöhe statt und unterschiedliche Sichtweisen stehen gleichberechtigt nebeneinander und im

---

[46] Vgl. Kitwood, 2008, S.133 - 137

Bedarfsfall gilt das Ergebnis des Aushandlungspozesses. Entscheidend ist dabei der Verhandlungsprozess, der gegebenenfalls immer wieder neu begonnen werden muss, wenn der Demenzkranke das Ergebnis vielleicht wieder vergessen hat.
Nach Bedürfnissen fragen und diese anerkennen.
vgl. Bauer: *emotionale Resonanz*

3. Zusammenarbeiten:
Das bedeutet, dass keine Handlungen **an** ihm vorgenommen werden, ohne dass er Einverständnis oder Mitwirkungsbereitschaft signalisiert. Vielmehr geht es darum, seine Bedürfnisse zu ermitteln und mit ihm gemeinsam notwendige Pflegehandlungen vorzunehmen. Aktivitäten nicht am, sondern mit der Person machen;
vgl. Bauer: *gemeinsames Handeln*

4. Spielen:
Das gemeinsame Spielen ist eine hervorragende Gelegenheit, Beziehungen und Vertrautheit aufzubauen, der Spontaneität und Lebensfreude Ausdruck zu verleihen und den anderen möglichst authentisch zu erleben.

Gelegenheit für Spontaneität und Selbstausdruck

41

geben;

vgl. Bauer: *gemeinsames Handeln*

5. Timalation:
Im fortgeschrittenen Stadium der Demenzerkrankung wird die kommunikative Verständigung immer schwieriger. Hier kann über sensorische Zugangswege würdigend stimulierend die Beziehung gestaltet werden, z. B. durch Basale Stimulation®, Snoezelen oder durch die Begegnung mit Tieren. Hierzu machen Pflegende aktiv Angebote und beobachten die Reaktionen, auf deren Basis sie weitere Interventionen planen.

vgl. Bauer: *gemeinsame Aufmerksamkeit und emotionale Resonanz*

6. Feiern:
Bei dieser Aktivität, die Pflegende häufig intuitiv anwenden, wird die Trennung zwischen Mitarbeitern und demenzkranken Menschen aufgehoben. Es entsteht ein Gefühl der Nähe und Gleichheit zwischen Betreuten und Betreuern und es lassen sich biografische und strukturierende Ansätze kombinieren.

Interaktion, bei der in geselliger Stimmung ein Gefühl der Nähe und Gleichheit zwischen Betreuten und Betreuern aufkommt; häufig intuitiv von Pflegepersonen angewandt,

vgl. Bauer: *gemeinsames Handeln und gemeinsame*

7. Entspannen:
Um emotionale Anspannungen zu lösen und
dadurch auch manchmal besseren,
kommunikativen Zugang zu gewinnen, können
durch gezielten Körperkontakt z. B. durch Arm-
und Handmassagen, therapeutic touch oder Basale
Stimulation® Verbesserungen des Wohlbefindens
erzielt werden.
Z.B. durch Körperkontakt (wie Arm-,
Handmassagen);
vgl. Bauer: *Verstehen von Motiven und Absichten*

Drei weitere Interaktionsformen sind
psychotherapeutisch ausgerichtet:

8. Validation:
Das vorbehaltlose Akzeptieren der "subjektiven
Wirklichkeit" des Demenzkranken von Seiten des
Pflegenden entspringt einer Grundhaltung, die
gelten lässt, auch wenn die Äußerungen vom
Normalen abweichen und einem Verstehen nur
schwer zugänglich sind. In der gemeinsamen
Reflexion und im Rückgriff auf biografisches
Wissen besteht eine große Chance zum
Verständnis.

Wertschätzung, Nähe über Kommunikation herstellen;
vgl. Bauer: *emotionale Resonanz*

9. Halten:

Wenn Menschen spüren, dass ein anderer Mensch Trost braucht, dann sieht man häufig, dass sie in den Arm genommen und eine Zeit lang gehalten werden. So kann in und nach emotional belastenden, schwierigen Situationen Halt gefunden werden, so dass sie leichter zu (er)tragen sind.

Im psychologischen Sinn z.B. trösten. Das psychologische Halten kann auch körperliches Halten umfassen;
Verstehen von Motiven und Absichten und emotionale Resonanz

10. Erleichtern:

Durch gezieltes Fragen oder bestimmte Antworten können Pflegende dem demenzkranken Menschen stimmige Bedeutungen oder neue Rahmen (reframing) angeboten werden, die das Aushalten und Verarbeiten von negativ empfundenen Erlebnissen erleichtern.
Interaktion in Gang bringen, helfen, der Aktivität schrittweise Bedeutung zu geben,
vgl. Bauer *: gemeinsames Handeln*

Die folgenden Interaktionsarten sind Beispiele für Interaktionen, die von dem dementen Menschen ausgehen können:

11. Schöpferisch sein:

Spontane Äußerungen oder Reaktionen auf Aufforderungen wie z. B. zum Tanzen oder an der Biografie orientierte Aktivitäten wie Malen, Musik machen und vieles mehr können zum Ausdruck von Lebensfreude werden.
Z.B. tanzen, malen, Musik machen u.v.m.;
vgl. Bauer: *gemeinsames Handeln und gemeinsame Aufmerksamkeit*

12. Geben:

Der Person mit Demenz ermöglichen, dass sie Besorgnis, Zuneigung, Dank oder Hilfe zum Ausdruck bringen kann. Ein kleines Geschenk provoziert Dankbarkeit, die gerne geäußert werden kann und das Erleben bereichert.
Der Person mit Demenz ermöglichen, dass sie Besorgnis, Zuneigung, Dank oder Hilfe zum Ausdruck bringen kann;
vgl. Bauer: *Verstehen von Motiven und Absichten und emotionale Resonanz*

Im pflegerischen Alltag findet sich eigentlich immer eine Gelegenheit, aus diesem Aktivitätenpool auszuwählen und sie anzuwenden. Versuchen Sie es! Es wird auch Ihnen viel (zurück) geben.

Was bei allen Zugangs- und Kontaktwegen auffällt, ist zum einen ihr **Angebot-Charakter** und zum anderen die konsequente Orientierung an den **Bedürfnissen** des demenzkranken Menschen. Es wird nicht gewartet bis der demenzkranke Mensch sich irgendwie (auffällig) verhält, um darauf medizinisch (Medikamentengabe) oder pflegerisch zu reagieren, sondern Pflege tut hier (fast immer) den ersten Schritt und macht wie bei der Basalen Stimulation® von sich aus gezielte Angebote, versucht auch mal einen neuen Schlüssel für die verschlossene Tür.

Als ich einen Entwurf dieses Büchleins zu Tom Kitwood einer unserer erfahrensten Mitarbeiterinnen mit der Bitte um einen Kommentar zu lesen gab, schrieb sie mir Folgendes zurück:

„Das in Kontakttreten bzw. in Beziehunggehen ist unsere tägliche Hauptaufgabe. Ich kann einen Bewohner morgens freundlich begrüßen, ihn ins

46

Bad begleiten, versorgen, anschließend zum Tisch in den Wohn-Ess-Bereich führen/fahren. Er sitzt dann da, alles hat vielleicht 15 Minuten gedauert, er sitzt dann dort und weiß eigentlich gar nicht, was gerade passiert ist. Er hat alles über sich ergehen lassen.

Oder ich betrete „sein Zimmer", schaue nach ihm und kann an seinem Gesichtsausdruck, Augen oder Körperhaltung erkennen, wie es ihm in diesem Moment geht. Kostet keine Zeit. Ich begrüße ihn leise, suche Blickkontakt, lächle, streiche über die Wange, begrüße mit Handschlag, summe, bringe evtl. eine Tasse Kaffee oder Saft mit. Ich spreche genau das an, was ich wahrnehme, ist er munter, wach, müde, traurig, „in sich gekehrt". Selten kommt eine Antwort, aber unsere Bewohner spüren es, sie bemerken: **Ich werde wahr genommen!** Und reagieren entsprechend.

Ich erfahre so täglich in meiner Arbeit, dass unsere Bewohner kaum mit Abwehrverhalten reagieren. Ich nutze ihre Ressourcen und beziehe sie mit ein, auch das kann täglich anders sein. Sie spüren, ich kann noch was, ich entscheide, ich gebe vor.

Zu Beginn des Dienstes ist es wichtig, in Zusammenarbeit mit meinem Kollegen ein wohliges Feuer (bildlich gesehen) zu entzünden. Dieses gemütliche Feuer entsteht im Zimmer, im Wohn-Ess-Bereich. Alle Bewohner, die sich nach und nach dort einfinden, sollen Wärme, Sicherheit und Geborgenheit spüren. Aber jedes Feuer kann

47

auch ausgehen, d.h. wir Mitarbeiter müssen immer wieder ein Stück Holz nachlegen. Das bedeutet, wir müssen während des Dienstes individuell immer wieder mit unseren Bewohnern in Kontakt treten, ein Lächeln, Körperkontakt, bei aufkommender Unruhe Begleitung, eine 10-Minutenaktivierung, Basale Stimulation, Ansprache (das, was ich sehe, ansprechen).

Ganz wenig ist oft ganz viel. Unsere Hauptaufgabe liegt in der Betreuung in Beziehung zu gehen, alles andere geschieht nebenbei. Wenn wir das erreichen, empfindet der demenzerkrankte Bewohner und der Mitarbeiter eine große Zufriedenheit.

Kurze persönliche Beispiele:
Frau B., selten im Hier und Jetzt, sagt morgens beim Betreten ihres Zimmers: „Komm setzt dich".

Frau K. nach drei Wochen Urlaub: „Sie waren lange weg, ich habe sie vermisst", ich konnte kaum glauben, was sie sagte. Sie hat sehr abgebaut.

Herr P.: "Wenn wir zusammen sind, ist alles ordentlich".

Frau M.: „Sie machen alles mit dem Herzen".

Frau P.: (leider letzte Woche verstorben): "An ihrer Hand fühle ich mich sicher"....

Mehr kann man nicht verlangen, oder?"
(Text von Susanne Delkeskamp)

48

Der „Pflegeprofi" weiß in der Regel **intuitiv**, was der andere, der Bewohner, braucht. Ein zentrales, menschliches Bedürfnis ist zum Beispiel Anerkennung durch andere zu finden oder – zu geben. Eine erfahrene und kompetente Pflegemitarbeiterin greift auf ihren Fundus an Interaktionsmodulen zurück oder findet Möglichkeiten, indem sie verschiedene Wege versucht und im Pflegeteam mit anderen abstimmt. Dabei geht es nicht darum, irgendwelche (Pflege-) Ziele zu erreichen, die oft unerreichbar sind, sondern vor allem um Bedürfnisbefriedigung und um die - **Entdeckung** des Personseins. Es geht also um die Entdeckung der (ursprünglichen) Persönlichkeit und die Ent-Deckung dieses Menschen.

Wenn Pflegende sich an der Person des demenzkranken Menschen im Sinne Kitwoods orientieren, nehmen sie zwangsläufig immer das Erleben des Bewohners in den Blick.
In dem Mäeutischen Konzept von Cora van der Kooij steht das Erleben und die Biografie des Bewohners im Mittelpunkt. Ich sehe darin gewissermaßen eine Spezifizierung des person-zentrierten Ansatzes. Hier gibt es viele Berührungspunkte und Ähnlichkeiten.

5. Konsequenzen für die Pflegekultur

Die Gesellschaft ist immer und stets mit herausforderndem Verhalten als Ausdruck des Personseins konfrontiert. In solchen Verhaltensbildern drückt sich auch archaisch ein Stück unserer Selbst aus. Wenn die Mitmenschen mit den durch das Verhalten bedingten Belastungen demenzkranker, verwirrter oder psychisch kranker Menschen fertig werden wollen und gleichzeitig die Person wahrnehmen und anerkennen wollen, weil sie sie kennen oder irgendwie biografisch vertraut sind, dann kann dies - wie in der Evolutionsgeschichte nachlesbar - nur durch **mehrere**, durch **die** Gruppe getragen und organisiert werden.[47]

Der einzelne gerät zwangsläufig in eine Überlastungssituation, in dessen Folge wiederum Abwehrmechanismen im Sinne maligner Sozialpsychologie aktiviert werden.

Lebensnotwendige Gebundenheiten und Verpflichtungen (Lebensunterhalt, Kochen, Haushalten, Selbstpflege) einerseits und die Notwendigkeit der Bearbeitung (Kommunikation, Reflexion) eigener Betroffenheiten andererseits

---

[47] Vgl. Kitwood, 2008, S.68

50

erfordern zwangsläufig den Einsatz und den person-zentrierten, am Verhalten ausgerichteten und empathiefordernden Umgang mit dem demenzbetroffenen Menschen durch andere. Dies war historisch betrachtet in der Regel in einem Umkreis von Familie, Nachbarschaft und Freunden gesichert.

Der demenzkranke oder verwirrte (alte) Mensch war in dieser Gemeinschaft aufgehoben, sein „Anderssein" bekannt und er war weitestgehend akzeptiert und teilweise mit „Aufgaben" eingebunden. Man wusste mit ihm umzugehen.

Wenn dies in unserer modernen (westlichen) Gesellschaft nach archaischem Muster nicht mehr gelingen kann, da familiäre Bande auf Grund von „Mitgliederschwund" nicht mehr greifen und in den sozialen Bereichen ein erhöhter wirtschaftlicher Druck entstanden ist, bedarf es einer Entwicklung von professioneller Pflegekultur, die genau solche **Erfolgsmodelle** im Umgang mit dementen Menschen anbieten kann.

Hierfür gibt es sowohl ambulante wie stationäre Formen, wobei es im ambulanten Bereich schnell an Grenzen stößt, wenn überdurchschnittliches Engagement von Angehörigen oder Nachbarschaft angefragt wird. Daher sind stationäre

Einrichtungen hier in besonderer Weise gefordert, da sie an viel mehr Fronten arbeiten und sich rechtfertigen müssen.

5.1 Anforderungen für eine neue Pflegekultur

Wohlbefinden eines jeden Menschen hängt davon ab, inwieweit sein elementares Bedürfnis nach Anerkennung und Wertschätzung beantwortet wird. Er ist auf die ihn umgebende Situation, also die Pflegenden und die Einrichtung, in der er lebt, angewiesen. In der Art und Weise der Begegnung zeigt sich, ob der person-zentrierte Ansatz greift.

Vor dem Hintergrund der gewonnenen Erkenntnisse kommt den stationären Pflegeeinrichtungen eine besondere Verantwortung hinsichtlich Organisation und Qualitätsentwicklung zu. Hohe soziale Fähigkeiten bei den Pflegenden, bei deren Entwicklung eine Einrichtung durchaus unterstützen kann, sollten systematisch und kontinuierlich vorangetrieben werden, unter anderem indem Mitarbeiter **achtsam** behandelt werden.

Ich möchte im Folgenden die besonderen Anforderungen aus meiner Sicht und unter Anlehnung an Kitwood und van der Kooij zusammenstellen. Es gibt bereits vielversprechende Ansätze und eine neue Kultur der Demenzpflege ist in einigen Einrichtungen durchaus spürbar. Die

Entdeckung, dass man von seinen Gefühlen, seiner Intuition und seiner Spontaneität Gebrauch machen kann[48], gelingt immer mehr Pflegenden, weil dies von Leitung gestützt wird.

Besonderes Augenmerk wird zum einen daraufgelegt, ob das Personal geeignet ist und zum anderen darauf, wie es gefördert und befähigt werden kann.
Einen weiteren Schwerpunkt bilden jene Aspekte, die im Verantwortungsbereich von Organisation und Management liegen.

---

[48] Vgl.: Kitwood, 2008, S.196

5.1.1 Personaleignung und -auswahl

Nicht jeder ist für die Pflege und Betreuung demenzerkrankter und/oder alter Menschen geeignet! Zwar lassen sich viele Kompetenzen durch Ausbildung und Weiterbildung entwickeln, allerdings sollte eine spezielle Grundeinstellung zum Beruf vorhanden und emotionale Intelligenz spürbar sein.[49]

Dabei sollte eine gewisse Wachsamkeit beim Einstellungsprozess gepflegt werden und die Eignung kritisch geprüft werden. Engmaschige Beobachtung und Rückmeldung aus dem Pflegeteam im Rahmen der Einarbeitung ist dabei empfehlenswert.[50] Denn wenn es den Bewerbern oder Verpflichteten an Haltung und Einstellung mangelt oder sie zum Job in irgendeiner Weise verdonnert sind, dann werden diese ziemlich sicher „maligne Sozialpsychologie" fortsetzen.

Aber auch biografische Details oder das intuitive Gespür im Kontext des Vorstellungsgesprächs mit Fokussierung auf Kriterien wie emotionale Schwingungsfähigkeit, aktive Zuwendung oder Motivation bieten sich an.

---

[49] Vgl.: Kitwood, 2008, S.163f.
[50] Vgl.: Kitwood, 2008, S.160

55

5.1.2 Auswahl- und Befähigungskriterien der betrieblichen Bildung

Es gibt Kriterien, die bei einer Einstellung angelegt werden können. Im weiteren Verlauf der betrieblichen Bildung von Pflegemitarbeiterinnen könnten sich diese Kriterien an den Teilbereichen emotionaler Intelligenz von Goleman orientieren:
- Selbstwahrnehmung
- Handhabung der Emotionen
- Emotionale Selbstbeherrschung
- Empathie
- Umgang mit Beziehungen [51]

Hinsichtlich der Selbstwahrnehmung kann **Supervision**[52] als integraler Bestandteil betrieblicher Bildung unterstützend wirken. Aber auch die Auseinandersetzung mit den eigenen emotionalen Belastungen oder Entwicklungen der Persönlichkeit und dem eigenen Lebenskonzept ist angebracht. Fragen nach Grundwerten, nach dem Pflegeleitbild, nach „Einstellungen und Haltungen"[53] oder die Auseinandersetzung mit ethischen Fragen dürfen kein Tabu sein.

---

[51] Vgl.: Golman, 1996, S. 65f.
[52] Vgl.: Kitwood, 2008, S.161
[53] Vgl.: Kitwood, 2008, S.164

Inwieweit drückt umgekehrt das Leitbild des Unternehmens eine die Person wertschätzende Haltung aus?

Im Wesentlichen gilt es, achtsam zu sein, genau wahrzunehmen, was der Patient oder Bewohner erlebt und bei sich selbst zu horchen. Also nicht allein das aktive, empathische Bemühen, den anderen zu verstehen, sondern sich stets auch zu fragen, was erlebe ich in der Beziehung?

„Es gilt also zu lernen, die eigenen Anteile an einer Handlung besser wahrzunehmen, lernen, „bei mir zu suchen", eine Suchhaltung zu entwickeln."[54]

„Nach Dörner/Plog (1978) sind Selbstwahrnehmung und Suchhaltung notwendige Grundhaltungen im Umgang mit psychisch Kranken. Aber diese Grundhaltung ist nicht auf den psychisch Kranken zu beschränken, sondern ist m.E. in gleicher Weise Voraussetzung für den Umgang mit alten und kranken Menschen. Wenn ich einen anderen wirklich verstehen will, ist eine wesentliche Voraussetzung, dass ich mich selbst hinreichend verstehe."[55]

---

[54] Dörner/Plog, 5.Aufl. 1989, S.43
[55] Thomsen, in: Altenpflege Forum, Juni 1999, S.11, vgl. auch: Kitwood, 2008, S.161f.

„Der Kernpunkt des Pflegeprozesses besteht darin, mit unseren eigenen Sorgen, Gefühlen, Verletzlichkeiten etc. in Kontakt zu stehen und sie in positive Ressourcen für unsere Arbeit umzuwandeln."[56]

In Phasen fortgeschrittener Demenz wird es auch den professionell Pflegenden immer schwerer fallen, die passenden Schlüssel zu finden und Kontakt zum demenzerkrankten Menschen herzustellen.

Kitwood schlägt hier sieben unterschiedliche **Zugangswege** vor, um einen Einblick in die subjektive Welt der Demenz zu gewinnen:[57]

1. Berichte, die von dementen Menschen verfasst wurden, als ihre kognitive Leistungskraft noch relativ intakt war.
2. Strukturiertes Zuhören, was demente Menschen in vorgegebenen Situationen (z.B. Interviews oder Gruppenarbeit) sagen.
3. Aufmerksames Zuhören, was demente Menschen im Alltag äußern.
4. Beobachtung von Verhalten und Handlungsweisen Demenzerkrankter.

---

[56] Kitwood, 2008, S.195
[57] Vgl. Kitwood, 2008, S.111 - 11

5. Befragung von Menschen, die an einer Krankheit mit demenzähnlichen Symptomen erkrankt waren (z.B. Meningitis, Depression).
6. Einsatz der eigenen poetischen Vorstellungskraft
7. Das Rollenspiel, um sich in die Situation Demenzerkrankter hineinzufühlen.

Emotionale Selbstbeherrschung oder –steuerung gilt als weiteres Befähigungskriterium. Planvolles Handeln in Bezug auf Zeit und Ressourcen ist erlernbar.
Stressbewältigungstechniken und Zeitmanagement sind Ausdrucksformen der Selbstpflege!
Wer andere pflegen will, muss bei sich anfangen.

Empathiefähigkeit gilt als unabdingbare Kernkompetenz. Emotionale Befindlichkeiten anderer Menschen zu verstehen **und** angemessen darauf reagieren zu können, ist großenteils eine Frage gelungener Erziehung, kann aber gezielt in Fallbesprechungen oder Fortbildungen weiterentwickelt werden.

Offenheit und Flexibilität gegenüber den „Schrullen" der Bewohner sind unabdingbare

Fähigkeiten. Bevormundendes, besserwisserisches Verhalten ist ungeeignet.[58]

Die Fähigkeit, **Kontakte** zu knüpfen und tragfähige Beziehungen aufzubauen und zu erhalten, ist gefragt. Teamfähigkeit spielt in diesem Gesamtfeld ebenfalls eine wichtige Rolle.[59]

---

[58] Vgl. Kitwood, 2008, S.174
[59] Goleman, 1996, S.65f., vgl. auch: S.336f., vgl. auch: Kitwood, 2008, S.160

5.1.3 Umfeldgestaltung

Dem Wunsch nach Wertschätzung und sinnvoller Beschäftigung der an Demenz erkrankten Menschen gerecht zu werden, ist aber nicht eine Frage allein der Beziehungsgestaltung, sondern erfordert ebenso ein Engagement hinsichtlich der Wohnraum- und Umfeldgestaltung für die betroffenen Menschen. Heimbewohner, die wischen oder räumen, versuchen nichts anderes, als sich nützlich zu machen. Hierfür muss es Möglichkeiten des Aus- und Erlebens geben.

Auch das Erleben von Gemeinschaft, ohne dass der demenzkranke Mensch von den „fitten" Bewohnern beschimpft oder ausgegrenzt wird, ist sehr wichtig für das Wohlbefinden. Dies gelingt in einem **segretativen** Betreuungsangebot sicher unproblematischer als in integrativen. Wie soll man sonst auch Angebote machen, die **allen** gerecht werden?[60]

---

[60] In diesem Zusammenhang sei auf die Arbeiten von Sven Lind verwiesen, der sich intensiver der Untersuchung der Bedingungen für ein Leben im dementengerechten Milieu widmet.

5.1.4 Biografiearbeit

Wissen um die Biografie und Besonderheiten im Leben des demenzkranken Menschen ist meines Erachtens besonders hilfreich und fast unabdingbar, wenn Begegnung im Sinne von Kitwood gelingen soll.

Dies ist Arbeit und die wird um so weniger beschwerlich sein als sie im Team von Pflegenden geteilt wird. Hier sind die regelmäßige Fall- und Bewohnerbesprechungen äußerst förderlich. Solche Instrumente gehören zum systematischen Rüstzeug der Pflegebildung im Rahmen des Mäeutischen Konzepts oder der Erlebensorientierten Pflege nach Cora van der Kooij. Dort fließen die verschiedenen (subjektiven) Erlebenswelten von Bewohnern **und** Pflegenden zusammen und werden einer systematischen Reflexion im Team unterzogen, damit die Ergebnisse als Umgangsempfehlungen in den Pflegeplan einmünden können.

5.1.5 Veränderter Pflegeprozess

Soll der Pflegeprozess im Sinne des person-zentrierten Ansatzes gelingen, dann ist es wichtig, dass Spontaneität, Authentizität, Kreativität und Intuition von erfahrenen Pflegekräften darin Platz haben.

Nicht die offenkundigen Defizite und Funktionseinschränkungen oder Probleme sind Ausgangspunkt der planerischen Betrachtung, sondern die Ressourcen und Bedürfnisse der Person. Ein derartig verstandener Pflegeprozess orientiert sich an der Erlebenswelt und der Biografie. Entscheidend sind nicht therapeutisch-medizinische Ziele, sondern die Bedürfnisse und vermeintlichen Lebensziele der demenzkranken Person. (Insofern wäre natürlich eine gelingende Beziehungsgestaltung mit Angehörigen und (gesetzlichen) Betreuern ebenfalls zielführend.)

Diese Grundhaltung führt wiederum zu einem Pflegehandeln auf der Basis der Bedürfnisse, das sich stets reflexiv auf Vereinbarungen mit dem Bewohner oder auf Umgangsempfehlungen des Pflegeteams beruft. Indem diese und die tatsächliche Pflegehandlung immer wieder reflektiert, besprochen und dokumentiert werden,

63

wird die geplante Pflege begründet und nachvollziehbar.

Dabei werden vor allem positive Kontakt- und Betreuungsmomente während der Pflege von Menschen mit Demenz in den Blick genommen. Nicht alle Pflegehandlungen sind angesichts der Demenzerkrankung und der Persönlichkeit der Person im Voraus festzusetzen, sondern oft ergeben sich aus der Pflegesituation selbst neue Chancen für das Gelingen der Begegnung.

Hier muss neues Terrain betreten werden. Immer häufiger entziehen sich Praktiker des Pflegebetriebs dem Dogma eines schulischen Pflegeprozesses, wie er oft noch an den Alten- und Krankenpflegeschulen gelehrt wird. Es gilt den Prozess wieder vom Kopf auf die Füße zu stellen, damit er endlich laufen kann. Denn nicht alles ist Problem und erfordert eine technologische Bearbeitung, sondern es geht gerade in der Demenzpflege nicht hautsächlich um Problembewältigung und Vermeiden von Schäden wie Dekubitus und Mangelernährung – das auch und sehr wohl(!)-, sondern vornehmlich um das Gelingen von Interaktionen!

Dementsprechend anders gestaltet sich dann der Pflegeprozess und braucht eine andere Struktur (s. Abbildung), die ich hiermit zur Diskussion stelle.

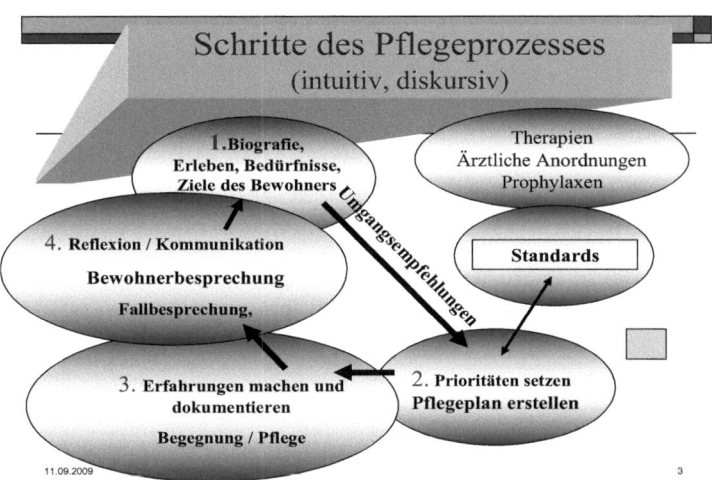

Zu diesem Thema habe ich in meinen Vorträgen und im Rahmen meiner Fachbücher mehrfach Stellung bezogen.[61]

---

[61] Michael Thomsen: Pflegeprozesse, 2012, Norderstedt, BoD-Verlag, ISBN 9783844813791

5.1.6 Türöffner-Konzept

Einer der namhaftesten und bedeutendsten Psychiater Deutschlands, Klaus Dörner, hat einmal gesagt: „Zur Schaffung von Gegenseitigkeit muss einer anfangen, der eine bin immer „ich“.“

Die **aktive** Herstellung von Kontakt kann durchaus als eine Art Schlüsselsuche verstanden werden, wie es der KDA (Kuratorium Deutsche Altershilfe) vorschlägt. Jeder Pflegende hat für die Räume des Demenzgebäudes die passenden Schlüssel. Wenn der dement gewordene Mensch nicht mehr selbst in der Lage ist, sich selbst zu verwirklichen oder soziale Anerkennung als Grundbedürfnis zu befriedigen, dann muss das eine professionelle Pflege erkennen und dabei die Bedürfnishierarchie berücksichtigen. Denn der an Demenz erkrankte Mensch kann bei fortgeschrittener Demenz zum Beispiel nicht mehr eigene Ängste bearbeiten.

6. Fazit

Speziell die neueren Erkenntnisse der Neuropsychologie seit 1995 (Rizolatti, Bauer), die Untersuchungen im Rahmen der emotionalen Intelligenz (Goleman), Aussagen einiger Philosophen (Schopenhauer, Kant, Buber) und andere Erkenntnisse im Rahmen der Demenzforschung (van der Kooij, etc.) stützen aus heutiger Sicht die von Kitwood entwickelten Thesen.

Schaut man sich die Veröffentlichungen genauer an, so lassen sich meines Erachtens folgende Tendenzen im Sinne des von Kitwood postulierten neuen Paradigmas erkennen:

1. Verändertes Menschenbild:
   Im Mittelpunkt der Betrachtung steht nicht länger die menschliche Monade als Träger von Autonomie und aktiv handelndes Subjekt mit dem Ziel, im Kampf ums Dasein (innere) Natur und Leben zu beherrschen, sondern es wird erkannt, dass der Mensch in der Interaktion mit seiner Umwelt „als ein in seinen zentralen

67

Antrieben auf gelingende Beziehungen hin orientiertes Wesen"[62] erscheint.

„Nicht der Kampf ums Dasein, sondern Kooperation, Zugewandtheit, Spiegelung und Resonanz sind das Gravitationsgesetz biologischer Systeme. " [63]

2. Entwicklung und Förderung emotionaler Intelligenz:
Empathie und Intuition von Pflegenden sind zentrale Qualitäten im Rahmen einer guten Pflegekultur und sie sind nicht zwangsläufig angeboren.

Der Zusammenhang zwischen gelingender Kommunikation zur Ausbildung von solcherart Beziehungskompetenzen einerseits sowie die positive Auswirkung auf das Wohlbefinden von kranken Menschen andererseits bedeutet für die Entwicklung und Weiterentwicklung einer effektiven Pflegekultur, dass personalintensivere Investitionen und Weiterbildungen unerlässlich sind, wenn wir anerkennen,

---

[62] Bauer, 2008, S.23f.
[63] Bauer, 2008, S.132

dass Menschenwürde nicht allein in der Autonomie, sondern noch viel stärker in der gelingenden Kommunikation verankert ist. Würde erhält der Mensch im anerkennenden, respektvollen Umgang miteinander.

Nichts anderes sagt uns die Goldene Regel!

3. Annahme des Unvermeidlichen und Wohlbefinden als fühlende und soziale Wesen:

So wie bei jeder anderen scheinbar irreversiblen, chronischen Erkrankung die Begegnungsformen auf gleicher Augenhöhe stattfinden und die Abhängigkeit des Erkrankten dessen Personsein nicht diskreditiert, verdient auch der an Demenz erkrankte Mensch angesichts seiner Unfähigkeit, gute Begegnungen **aus eigener Kraft** zu initiieren, dieselbe Wertschätzung. Gleichwohl finden viele Menschen unter dem Diktat des Standardparadigmas keinen Zugang und erleben die Begegnung mit der Demenzerkrankung als Bedrohung.

Dass ihr eigenes Leben hinsichtlich der Erfahrungen von Wohlbefinden und Lebensqualität stets eher von gelingenden

69

Beziehungen und Anerkennung gespeist wurde, wird gerne verdrängt. Einfluss, Macht, Autonomie und Selbstbestimmung auf dem Boden einer kognitiv sicheren Persönlichkeit stehen dagegen hoch im Kurs. Abhängige Beziehung gilt als Skandal.

Wird allerdings Beziehung und damit auch gegenseitige Abhängigkeit grundsätzlich als Möglichkeit zur Bereicherung des Erlebens und Lebens gedeutet und Abhängigkeit darin als Chance gesehen und als erlebbares Vertrauen verstanden, ist dieses Wagnis kein Skandal mehr, sondern Fülle eines Lebens, in dem Geben und Nehmen nicht mehr nur der Waagschale eines unpersönlichen Marktes unterworfen sind. Gegenseitige Freude am gemeinsamen Wohlbefinden oder der des anderen sind dann wahrer Gewinn.

„Die vorherrschende Betonung von Individualität und Autonomie wird radikal in Frage gestellt, und unsere wahre Interdependenz tritt zutage. Gebrechlichkeit, Endlichkeit, Sterben und Tod werden annehmbarer, und grandiose Hoffnungen auf technische Utopien werden ausgemerzt. Der Verstand wird von dem Podest gehoben, das er in so ungerechtfertigter Weise und für so lange Zeit besetzt hielt; wir gewinnen unsere Natur als fühlende und soziale Wesen wieder zurück."[64]

Es kann durchaus gelingen, einen Wert im Dasein zu finden, der über das reine Funktionieren hinaus das Leben auch mit seinen Schattenseiten akzeptiert und in dem Vertrauen konstituierend wirkt.

---

[64] Kitwood, 2008, S.205

71

Im Hinblick auf die Demenzpflege hat es Tom Kitwood geschafft, uns (pflegenden) Menschen wieder den wahren Sinn des Menschseins in einer Abhängigkeitsbeziehung näher zu bringen. Nicht allein Leistungsfähigkeit und Autonomie sind da besondere Qualitäten. Vielmehr wird jedem Menschen unabhängig von seiner (kognitiven) Leistungsfähigkeit und seinem Nutzen für die Gesellschaft ein Wert zugestanden, der weit darüber hinaus das eigentlich Menschliche unseres gesellschaftlichen Zusammenlebens ausmacht.

Wenn wir die Demenzerkrankung nicht heilen können, dann ist es umso wichtiger, danach zu forschen, wie wir Beziehung gestalten können, und zwar so, dass alle dabei gewinnen können. Und genau darin liegt der Kern des personenzentrierten Ansatzes. Anerkennen und Wertschätzen des Erlebens und der Person im Hier und Jetzt ohne bevormundende Haltung ist gefragt. Wir wissen: Wir können nicht die Krankheit heilen, sondern nur die Person, so wie sie hier und jetzt ist, annehmen und versuchen, die Beziehung pflegefachlich so zu gestalten, dass nicht noch mehr Leidensdruck entsteht.

Daher spielt das DCM (Dementia Care Mapping) eine wesentliche Rolle beim person-zentrierten

Ansatz. Bei diesem Verfahren werden systematisch die Art der Begegnung gezählt und gewertet. Aus den Ergebnissen lassen sich Rückschlüsse ziehen im Hinblick auf eine verbesserte "Begegnungskultur".

7. Literatur

Tom Kitwood: Demenz, Der person-zentrierte Ansatz im Umgang mit verwirrten Menschen, 5., ergänzte Auflage 2008, Bern: Verlag Hans Huber

Giacomo Rizzolatti / Corrado Sinigaglia: Empathie und Spiegelneurone. Die biologiche Basis des Mitgefühls. Frankfurt: edition suhrkamp unseld 11, 2008

Joachim Bauer: Warum ich fühle, was du fühlst, München: 12.Aufl. 2006

Joachim Bauer: Prinzip Menschlichkeit, München: 2. Aufl. 2009

Daniel Goleman: Emotionale Intelligenz,1996, München Wien: Carl Hanser Verlag

Martin Buber: Ich und Du, Stuttgart: Reclam, 1995

Klaus Dörner / Ursula Plog: Irren ist menschlich, Bonn: 5. Aufl. 1989

Cora van der Kooij: Ein Lächeln im Vorübergehen. Erlebnisorientierte Altenpflege mit Hilfe der Mäeutik, 2006, Bern: Verlag Hans Huber

Erich Schützendorf: Weniger wird mehr sein, in: Dr. med. Mabuse 171, Januar/Februar 2008, S.30ff.

Martin Teising: Zwischen Autonomie und Abhängigkeit, in: Dr. med. Mabuse 179, Mai/Juni 2009, S.37ff.

Immanuel Kant: Kritik der praktischen Vernunft. Grundlegung zur Metaphysik der Sitten, Frankfurt: Suhrkamp, 5. Aufl. 1980

Michael Thomsen: Sensorische Deprivation, in: Altenpflege Forum, Juni 1999 (7. Jahrgang, Nr.2)

Britta Maciejewski, Christine Sowinski, Klaus Besselmann, Willi Rückert: Qualitätshandbuch Leben mit Demenz, Köln: Kuratorium Deutsche Altershilfe, 2001

Sven Lind: Demenzkranke Menschen pflegen, 2. korr. und erg. Aufl. 2007, Bern: Verlag Hans Huber

http://de.wikipedia.org/wiki/Spiegelneuron vom 15.08.2009

Michael Thomsen: Pflegeprozesse, 2012, Norderstedt, BoD-Verlag, ISBN 9783844813791